Sameh Mezri

Perturbações do sono nos profissionais de saúde

Sameh Mezri

Perturbações do sono nos profissionais de saúde

ScienciaScripts

Imprint

Any brand names and product names mentioned in this book are subject to trademark, brand or patent protection and are trademarks or registered trademarks of their respective holders. The use of brand names, product names, common names, trade names, product descriptions etc. even without a particular marking in this work is in no way to be construed to mean that such names may be regarded as unrestricted in respect of trademark and brand protection legislation and could thus be used by anyone.

Cover image: www.ingimage.com

This book is a translation from the original published under ISBN 978-620-6-71527-6.

Publisher:
Sciencia Scripts
is a trademark of
Dodo Books Indian Ocean Ltd. and OmniScriptum S.R.L publishing group

120 High Road, East Finchley, London, N2 9ED, United Kingdom
Str. Armeneasca 28/1, office 1, Chisinau MD-2012, Republic of Moldova, Europe
Printed at: see last page
ISBN: 978-620-7-80230-2

ÍNDICE DE CONTEÚDOS

INTRODUÇÃO

O sono é uma necessidade vital que ocupa um terço da existência do ser humano. É um período de repouso de 6 a 8 horas por dia, de preferência durante a noite. É essencial à vida, tanto a nível físico como mental. As perturbações do sono constituem um verdadeiro problema de saúde pública. Têm um impacto importante no funcionamento dos indivíduos e na sua vida social e profissional, devido às suas consequências consideráveis durante o dia [1].

Cerca de um terço da população queixa-se de uma perturbação do sono e, apesar da sua elevada frequência, as perturbações do sono continuam a ser pouco identificadas. De facto, menos de 20% das pessoas com perturbações do sono são corretamente diagnosticadas e tratadas [2]. No entanto, certos padrões de trabalho merecem uma atenção especial devido às consequências que podem ter não só para o trabalho em si, mas também para o trabalhador. É o caso do trabalho por turnos, que na maioria das vezes inclui um turno noturno. O trabalho por turnos tem um impacto direto e importante no sono. Entre 60% e 70% dos trabalhadores por turnos queixam-se de problemas de sono [3].

Assim, embora o sono influencie a produtividade no trabalho, em certos casos, são as condições de trabalho associadas ao trabalho por turnos, nomeadamente noturno, que perturbam a qualidade do sono. O impacto desta situação pode ser significativo, especialmente para certas profissões, como os profissionais de saúde, cujo trabalho afecta diretamente a segurança dos doentes. Os profissionais de saúde estão entre os mais expostos a perturbações do sono porque trabalham em horários atípicos e contra o relógio biológico. Por conseguinte, é necessário estudar o impacto do trabalho por turnos, nomeadamente o trabalho noturno dos profissionais de saúde, sobre o sono, a fim de desenvolver uma estratégia de prevenção que limite as consequências nefastas para a saúde e a prestação de cuidados aos doentes. Com efeito, a epidemiologia dos distúrbios do sono é ainda mal conhecida e poucos estudos, nomeadamente na Tunísia, se debruçaram sobre a avaliação dos problemas de sono do pessoal de enfermagem em função dos seus hábitos de trabalho. O objetivo do nosso estudo foi investigar a frequência das perturbações do sono nos profissionais de saúde que trabalham por turnos.

MÉTODOS

1. Tipo de estudo e população estudada

Trata-se de um estudo transversal descritivo que teve lugar em outubro de 2023 no principal hospital de formação militar de Tunes, dirigido ao pessoal de enfermagem que trabalha por turnos para assegurar a continuidade dos cuidados.

1.1. Critérios de inclusão

O nosso estudo incluiu pessoal de enfermagem (enfermeiros/assistentes de cuidados/anestesistas/instrumentalistas) que trabalham em regime de turnos contínuos com turnos sucessivos fixos e que aceitaram participar no estudo.

1.2. Critérios de exclusão

Foram excluídos os seguintes elementos

✓ Os médicos

✓ Pessoal administrativo

✓ Pessoal de cuidados que trabalha por turnos, alternando entre

✓ Atividade profissional < 3 meses

2. Métodos

2.1. Definições

2.1.1. Trabalho por turnos e noturno

O trabalho por turnos é uma forma de organização do trabalho em que as equipas trabalham em sucessão para assegurar a continuidade de um serviço. Diz-se que o modo é fixo quando cada equipa ocupa sempre a mesma faixa horária de trabalho [4]. Segundo o Código do Trabalho francês, o trabalho noturno é definido como o trabalho efectuado entre as 21 horas e as 6 horas.

2.1.2. Perturbações do sono

A Classificação Internacional das Doenças do Sono, estabelecida pela Academia Americana de Medicina do Sono, distingue várias categorias [5] :

- **Dissonias**: caracterizam-se por anomalias na quantidade ou na qualidade do sono ou dos ciclos de sono. Esta perturbação inclui a insónia, a hipersónia, as perturbações do sono relacionadas com a respiração e as perturbações do ritmo circadiano.

➢ Insónia: Trata-se de um sentimento subjetivo que abrange as dificuldades em adormecer: insónia ao adormecer (considerada quando há uma latência de 45 minutos ou mais antes de adormecer), insónia a meio da noite ou durante a noite (considerada quando há dois ou mais despertares noturnos), acordar demasiado cedo sem conseguir voltar a dormir (insónia matinal) ou sono não recuperador.

➢ Hipersonias: Aumento do tempo de sono. Distinguem-se as hipersónias patológicas (primárias ou secundárias) das hipersónias induzidas.

➢ Perturbações do sono relacionadas com a respiração: incluem síndromes de apneia central do sono (como Cheynes-Stokes), síndromes de apneia/hipopneia obstrutiva do sono e síndrome de hipoventilação alveolar.

- **Parassónias**: caracterizadas por acontecimentos comportamentais ou fisiológicos anormais que ocorrem durante o sono ou durante a transição sono/vigília.

-Perturbações do sono ligadas a movimentos anómalos: Trata-se de movimentos relativamente simples e estereotipados que ocorrem durante o sono.

-Perturbações do sono associadas a patologias.

2.1.3. Sonolência diurna excessiva

A consequência mais comum de um sono deficiente. Define-se por episódios reais de adormecimento, por vezes irresistíveis, mais ou menos recuperativos e indesejáveis. No nosso estudo, a sonolência diurna excessiva (SDE) foi avaliada com base na escala de Epworth incluída no questionário, com uma pontuação maior ou igual a 10 [6].

✓ A pontuação < 9 foi considerada como ausência de débito de sono.

✓ Uma pontuação entre 10 e 14 é favorável a uma dívida de sono.

✓ Uma pontuação de 15 ou mais indica uma perturbação do sono altamente provável.

2.1.4. Escala de fadiga de Pichot

Para avaliar a fadiga dos nossos participantes, utilizámos a escala de Pichot. Uma pontuação total superior a 22 foi considerada como indicando fadiga excessiva [7].

2.1.5. Questionário de Berlim

Utilizámos o questionário de Berlim para despistar a síndrome da apneia obstrutiva do sono (AOS). Este questionário é composto por três categorias de perguntas e não permite efetuar um diagnóstico, mas permite classificar o risco e avaliar a necessidade de polissonografia. Duas categorias positivas definem um risco elevado de síndrome de apneia obstrutiva do sono [8].

2.1.6. Obesidade

A obesidade é definida por um Índice de Massa Corporal (IMC), calculado através da divisão do peso pela altura ao quadrado (kg/m^2), superior ou igual a 30 (kg/m^2). O excesso de peso é definido como um IMC entre 25 e 29,9 (kg/m^2).

2.2. Questionário

Foi distribuído um questionário em linha ao pessoal de saúde do hospital. O questionário incidiu sobre os seguintes temas (**anexo**):

✓ Características dos participantes (idade/ sexo/ profissão/ hábitos (álcool, tabaco, café, comprimidos para dormir) / historial médico.

✓ Características do posto de trabalho (Trabalhador noturno ou diurno /Senioridade do trabalho /Horário de trabalho /Senioridade do horário de trabalho/Escolha pessoal do horário de trabalho ou imposto).

✓ Estudos do sono (tempo total de sono/duração do sono/descanso/sono de recuperação ou não/distúrbios do sono (insónia, hipersónia, sono agitado).

✓ Avaliação da sonolência diurna através da escala de Epworth.

✓ Avaliação da fadiga através da pontuação de Pichot.

✓ Rastreio da síndrome da apneia do sono através do questionário de Berlim.

2.3. Análise estatística

Os dados foram introduzidos em Excel e analisados em SPSS. Os nossos participantes foram divididos em dois grupos, consoante trabalhavam durante o dia ou durante a noite, a fim de avaliar o impacto dos turnos noturnos no sono. Para o estudo descritivo, calculámos frequências simples e frequências relativas (percentagens) para as variáveis qualitativas. Para as variáveis quantitativas, calculámos as médias e determinámos os valores extremos. Para o estudo analítico, foi utilizado o teste Chi2 para comparar percentagens de séries emparelhadas e o teste t de Student para comparar médias. Em todos os testes estatísticos, o nível de significância foi fixado em 0,05.

3. Referências

Para a pesquisa bibliográfica, foram consultadas as seguintes bases de dados: Elsevier Masson Consult (EMC), PubMed, Science direct; e os motores de busca Google® e Google Scholar®. Palavras-chave utilizadas: trabalho, distúrbios do sono, pessoal de saúde, questionário, sonolência, fadiga. As referências bibliográficas foram geridas através do software Zotero®.

4. Considerações éticas

O objetivo do estudo foi anunciado no início do questionário. O anonimato foi mantido durante todo o estudo e não foi pedida aos participantes qualquer informação sobre a sua identidade.

RESULTADOS

1. Características da população estudada

1.1. Dados sócio-demográficos

O número total de participantes incluídos no nosso estudo foi de 60. A idade média da nossa população foi de 38 anos, com um mínimo de 23 e um máximo de 57 anos. A faixa etária mais frequente foi entre os 20 e os 30 anos, representando 37% dos participantes (Figura 1). (Verificou-se um claro predomínio do sexo feminino: 38 mulheres (63%) e 22 homens (37%), com um rácio de 0,57.

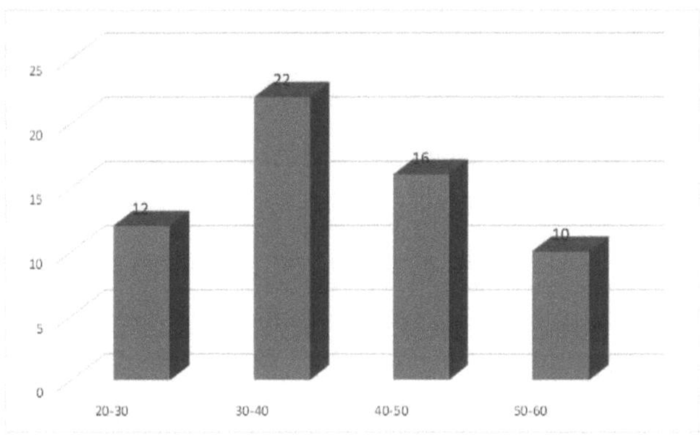

Figura 1: Repartição da população do estudo por grupo etário.

1.2. Repartição por profissão

Sessenta por cento (60%) dos participantes eram enfermeiros (N=36) e os restantes (N=24) eram auxiliares de saúde, técnicos de anestesia ou técnicos de instrumentação. (Figura 2)

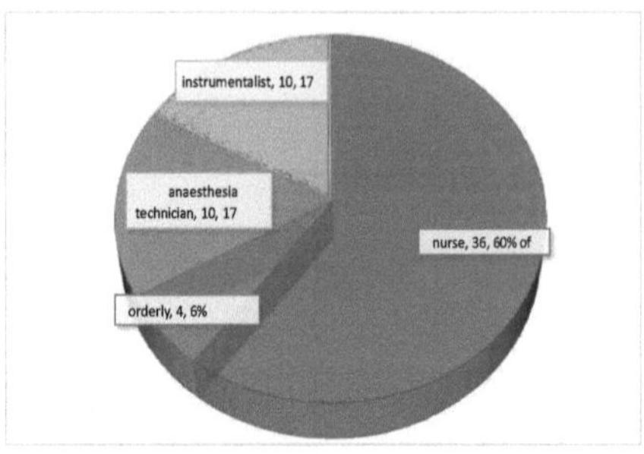

Figura 2: Repartição dos participantes por profissão

1.3. Hábitos de vida

Cinquenta participantes não eram fumadores e a prevalência do tabagismo foi de 17%. Apenas dois elementos da equipa de enfermagem eram alcoólicos (3%). Dez por cento (10%) dos participantes referiram utilizar comprimidos para dormir. Todos os nossos participantes bebiam café, com uma média de duas chávenas de café por dia e um mínimo de uma chávena e um máximo de 4 chávenas por dia.

1.4. Historial médico

As falhas dos participantes foram investigadas. De facto, 20% dos enfermeiros eram hipertensos. No entanto, não havia evidência de AOS. (Figura 3).

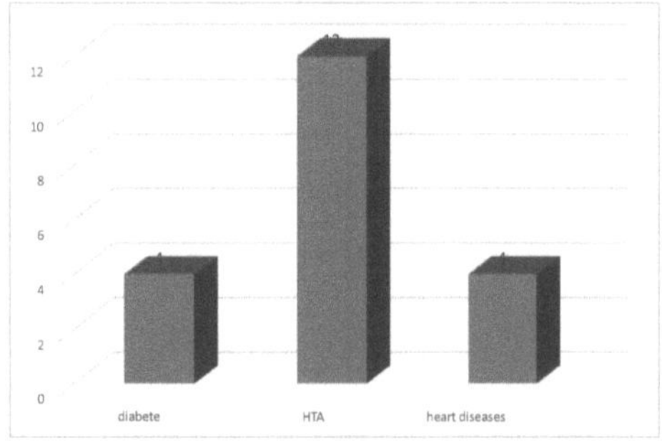

Figura 3: Historial médico dos participantes

1.5. Índice de massa corporal

O IMC variou de 19 a 38 kg/m2, com uma média de 25,5 ± 4,9 kg/m2. Os doentes obesos representavam 20% da nossa população. (Figura 4)

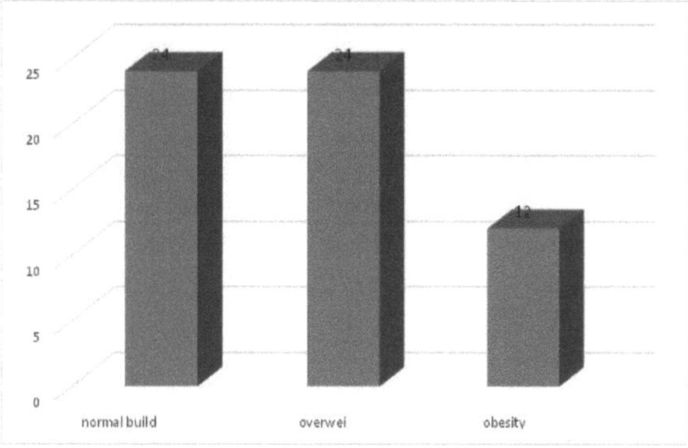

Figura 4: Repartição por índice de massa corporal

2. Condições de trabalho por turnos

2.1. Estatuto de trabalhador noturno ou diurno

Os participantes no nosso estudo foram divididos em dois grupos de acordo com o horário de trabalho: trabalhadores noturnos (N=34) e trabalhadores diurnos (N=26). (Figura 5)

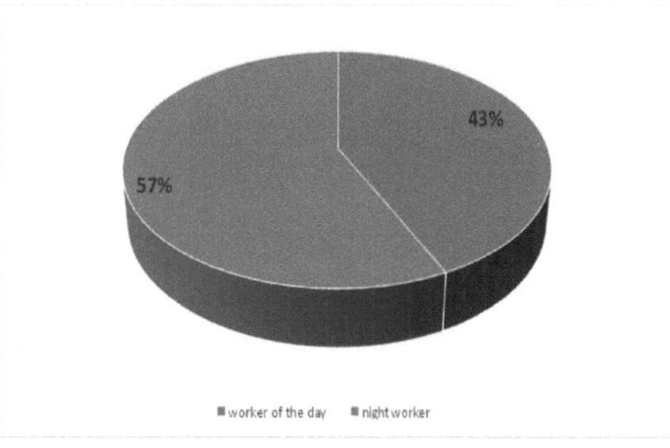

Figura 5: Repartição dos participantes por horário de trabalho

Os nossos participantes foram divididos em trabalhadores noturnos e trabalhadores diurnos com as seguintes características: (Tabela I) Verificámos que os trabalhadores do turno da noite eram mais obesos (p=0,001).

Quadro I: Características dos trabalhadores por horário de trabalho

Trabalhador diurno		Trabalhadores noturnos	p
Idade média	37,7 anos de idade	38,8 anos de idade	0,68
Consumo de comprimidos para dormir	2 (8%)	4 (12%)	0,602
Consumo de café por dia	1,92	2,11	0,603
Obesidade	0	12 (35%)	0,001

2.2. Horário de trabalho e antiguidade

Sessenta e sete por cento (67%) dos participantes (N=40) escolheram o horário de trabalho. Para os restantes, o horário foi imposto pelas necessidades do serviço. De facto, 38% dos trabalhadores diurnos e 88% dos trabalhadores noturnos escolheram o horário de trabalho, com uma relação estatística significativa (p=0,000) (Figura 6).

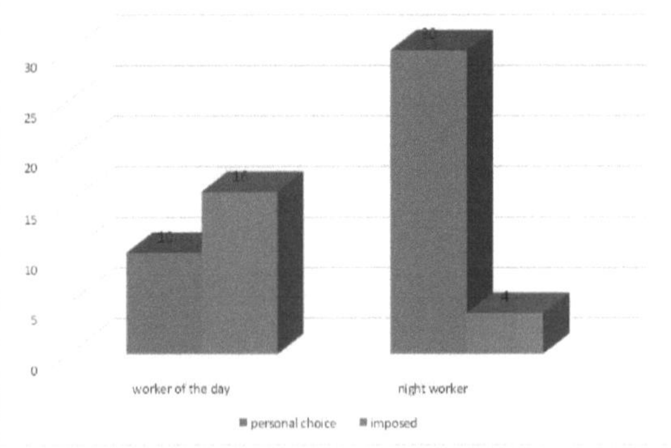

Figura 6: Repartição dos participantes por opção de horário de trabalho

Sessenta e sete por cento (67%) dos enfermeiros do nosso estudo trabalhavam entre um e dez anos (Figura 7).

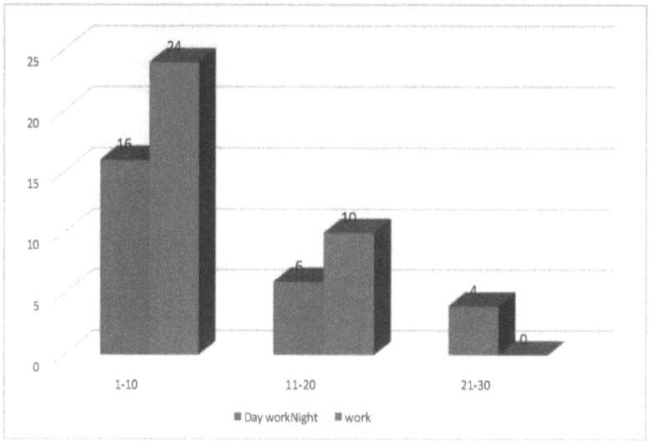

Figura 7: Repartição dos trabalhadores por tempo de serviço

3. Estudos do sono

3.1. Estudo quantitativo do sono

3.1.1. Tempo total de sono

O tempo médio diário de sono no nosso estudo foi de 6,7 horas, com um mínimo de 5 horas e um máximo de 8 horas. O tempo médio de sono dos trabalhadores noturnos foi de 6 horas por dia, inferior ao dos trabalhadores diurnos (7,5 horas por dia), com uma relação estatística significativa (p=0,000) (Figura 8).

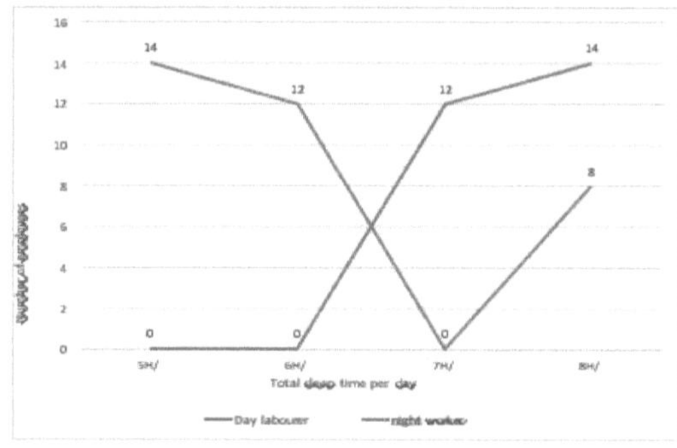

Figura 8: Estudo quantitativo do sono em função do horário de trabalho

3.1.2. Tempo necessário para adormecer

No nosso estudo, o tempo médio de adormecimento foi de 32 minutos, com um mínimo de 5 e um máximo de 60 minutos. O tempo médio de adormecimento dos trabalhadores diurnos foi de menos 26,3 minutos do que o dos trabalhadores noturnos, que foi de 36,8 minutos, com uma relação estatística significativa (p=0,02). Os trabalhadores noturnos tiveram mais dificuldade em adormecer. (Figura 9)

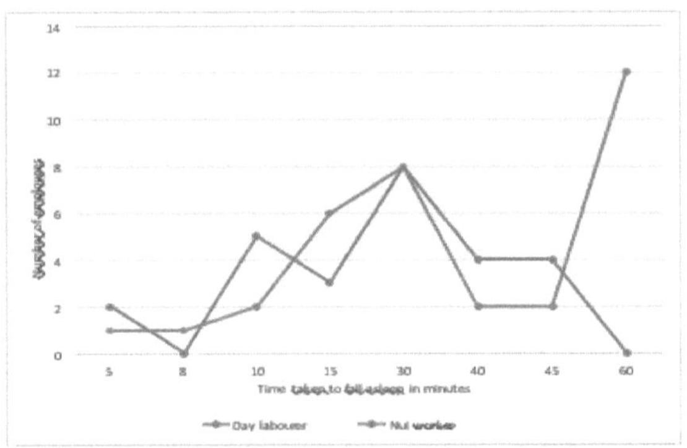

Figura 9: Estudo da sonolência em função do horário de trabalho

De acordo com o tempo médio de sono relatado pelos nossos participantes, 41% dos trabalhadores noturnos (N=14) e 15% dos trabalhadores diurnos (N=4) tinham insónias ao adormecer.

3.2. Estudo qualitativo do sono

Sessenta por cento (60%) dos participantes no estudo declararam que o seu sono não era recuperador, incluindo 71% dos trabalhadores noturnos (N=24) e 46% dos trabalhadores diurnos (N=12), sem diferença estatística significativa (p=0,056). Quarenta e três por cento (43%) do pessoal de enfermagem do nosso estudo dormia a sesta durante o dia, dez dos quais eram trabalhadores diurnos (38%) e dezasseis trabalhadores noturnos (47%), com p=0,505 não significativo.

3.3. Perturbações do sono

De acordo com os participantes, 50% tinham problemas de sono. De facto, 71% dos trabalhadores noturnos e 23% dos trabalhadores diurnos referiram ter problemas de sono, com uma diferença estatística significativa (p=0,001). As perturbações do sono referidas pelos trabalhadores noturnos foram a insónia (47%), a hipersónia (12%) ou o sono agitado (12%), enquanto as referidas pelos trabalhadores diurnos foram o sono agitado (15%) e a insónia (8%). (Figura 10)

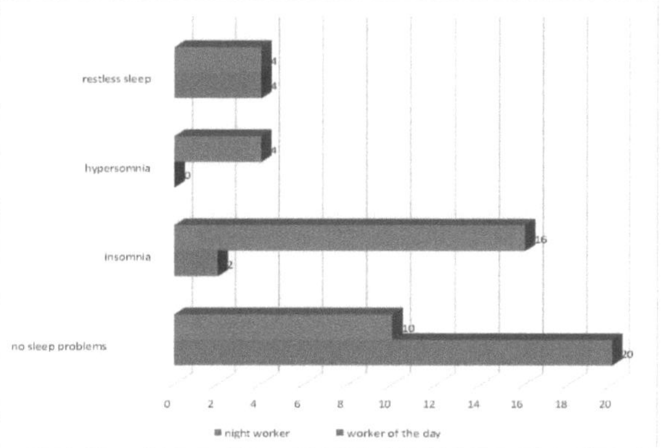

Figura 10: Repartição dos problemas de sono sentidos pelos trabalhadores do sector da saúde

3.4. Distúrbios respiratórios do sono

No nosso estudo, utilizámos o questionário de Berlim para despistar a síndrome da apneia do sono. Vinte e cinco por cento (25%) dos nossos participantes (N=15) estavam em risco de síndrome de apneia do sono de acordo com esta pontuação de Berlim. Os trabalhadores noturnos apresentavam maior risco de AOS do que os trabalhadores diurnos, com prevalências de 29% e 19%, respetivamente, sem relação estatística significativa (p=0,367). (Tabela II)

Quadro II: Resultados do questionário de Berlim em função do horário de

trabalho

	Trabalhador diarista	Trabalhadores noturnos
Categoria 1 positiva	5 (19%)	14 (41%)
Categoria 2 positiva	4 (15%)	11(32%)
Categoria 3 positiva	5 (19%)	12(35%)
PONTUAÇÃO DE BERLIM	5 (19%)	10 (29%)

4. Impacto do sono no trabalho por turnos

4.1. Escala de sonolência de Epworth

Para medir a sonolência durante o dia, utilizámos a escala de Epworth. A média da pontuação de Epworth no nosso estudo foi de 10,1, com um mínimo de 7 e um máximo de 17. Um estudo da sonolência diurna com base nesta pontuação mostrou que 38% dos trabalhadores diurnos e 77% dos trabalhadores noturnos tinham sonolência diurna, com uma relação estatística significativa (p=0,003). (Figura 11)

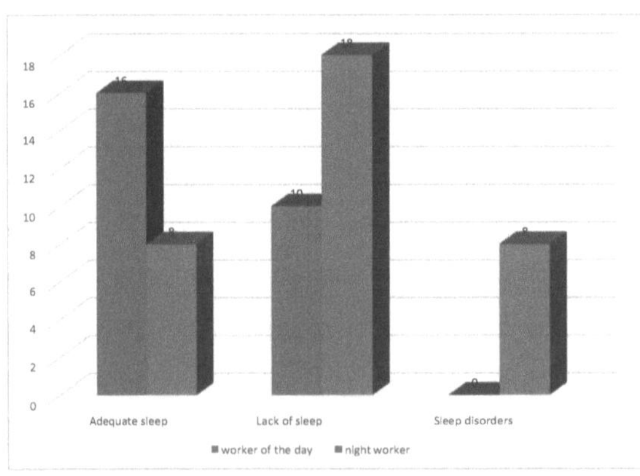

Figura 11: estudo da sonolência utilizando a escala de epworth

4.2. Escala de fadiga de Pichot

Para avaliar a fadiga nos participantes do nosso estudo, utilizámos a escala de Pichot. O valor médio da escala de Pichot no nosso estudo foi de 16,6, com um mínimo de 7 e um máximo de 24. De acordo com este score, não se verificou fadiga excessiva nos prestadores de cuidados diurnos, enquanto 35% dos trabalhadores noturnos (N=12) apresentaram fadiga excessiva, com uma relação estatística significativa (p=0,001).

4.3. Problemas de concentração e de memória

No nosso estudo, 45% dos prestadores de cuidados referiram problemas de concentração e memória, sendo 42% dos trabalhadores diurnos e 47% dos trabalhadores noturnos, sem relação estatística significativa (p=0,714). Quando se perguntou aos prestadores de cuidados participantes no estudo se tinham adotado a higiene do sono como parte da sua rotina, 87% responderam que não.

5. Resumo

No final do nosso trabalho, os nossos principais resultados que avaliam o impacto do trabalho por turnos dos profissionais de saúde no sono são apresentados no quadro seguinte: Tabela III.

Quadro III: Quadro de síntese dos principais resultados

	Trabalhador diarista	Trabalhadores noturnos	p
Tempo médio de sono	7,5 h/dia	6h/dia	p=0,000
Tempo médio de sono	26,3 minutos	36,8 minutos	p=0,02
Insónia ao adormecer	4 (15%)	14(41%)	-
Insónia	8%	47%	-
Hipersónia	-	12%	-
Sono agitado	15%	12%	-
Perturbação respiratória do sono (SDB)	19%	29%	p=0,367
Sonolência diurna excessiva	38%	77%	p=0,003
Cansaço excessivo	0	35%	p=0,001
Problemas de concentração e de memória	42%	47%	p=0,714

Os nossos principais resultados

O diagnóstico precoce e o tratamento adequado dos distúrbios do sono nos profissionais de saúde são importantes e passam inevitavelmente pela determinação da sua frequência em função do horário de trabalho. Daí o nosso interesse em realizar este trabalho, cujo principal objetivo é estudar a frequência dos distúrbios do sono nos profissionais de saúde que realizam trabalho por turnos. Trata-se de um estudo transversal realizado em outubro de 2023 através de um questionário anónimo distribuído aos profissionais de saúde que trabalham em turnos fixos no principal hospital de formação militar de Tunes.

Contámos com 60 participantes: 38 mulheres (63%) e 22 homens (37%). Estes participantes foram divididos em dois grupos: 57% trabalhadores noturnos (N=34) e 43% trabalhadores diurnos (N=26). Sessenta e sete por cento (67%) dos participantes (N=40) escolheram o seu horário de trabalho. De facto, 38% dos trabalhadores diurnos e 88% dos trabalhadores noturnos escolheram o horário de trabalho (p=0,000). O tempo médio de sono dos trabalhadores noturnos foi de 6h/d, inferior ao dos trabalhadores diurnos (7,5h/d) com (p=0,000). No entanto, o tempo médio de adormecimento dos trabalhadores diurnos foi de menos 26,3 minutos do que o dos trabalhadores noturnos, que foi de 36,8 minutos, com uma relação estatística significativa (p=0,02). Quarenta e um por cento (41%) dos trabalhadores noturnos (N=14) e 15% dos trabalhadores diurnos (N=4) tiveram insónias ao adormecer. De acordo com os participantes, 50% (N=30) tinham perturbações do sono. Os distúrbios do sono relatados pelos trabalhadores noturnos foram a insónia (47%), a hipersónia (12%) ou o sono agitado (12%), enquanto os relatados pelos trabalhadores diurnos foram o sono agitado (15%) e a insónia (8%).O estudo da sonolência diurna através da escala de Epworth mostrou que a SDE era mais prevalente nos trabalhadores noturnos do que nos diurnos, com uma relação estatística significativa (p=0,003). De acordo com a escala de fadiga de Pichot, a fadiga excessiva foi observada apenas nos trabalhadores noturnos (35%), com uma diferença estatisticamente significativa (p=0,001). Vinte e cinco por cento (25%) dos nossos participantes (N=15) estavam em risco de síndrome de apneia obstrutiva do sono de acordo com a pontuação de Berlim. Os trabalhadores noturnos apresentavam maior risco de AOS do que os trabalhadores diurnos, com prevalências de 29% e 19%, respetivamente, sem relação estatística significativa (p=0,367). Problemas de concentração e memória foram encontrados em 42% dos trabalhadores diurnos e 47% dos trabalhadores noturnos, sem diferença estatística significativa (p=0,714).

Pontos fortes e fracos do estudo

Criar um questionário em linha é uma vantagem. Torna-o mais fácil de ler, de aceder (através de qualquer suporte digital), de preencher e de recolher dados. No entanto, a desvantagem de um questionário em linha é o facto de um número muito elevado de profissionais de saúde não ter respondido, quer por falta de interesse, quer por não terem recebido o questionário. De facto, a dimensão da amostra de participantes era relativamente pequena, o que impossibilitou a obtenção de respostas significativas sobre determinados pontos. Além disso, deveria ter sido acrescentado ao questionário um diário do sono, que permitiria uma análise mais precisa das perturbações do ritmo sono-vigília e uma melhor análise do impacto das perturbações do sono na vigilância diurna.

DISCUSSÃO

1. Sono e bem-estar

O sono é um período de repouso de 6 a 8 horas por dia, efectuado de preferência durante a noite, que permite a recuperação física e psíquica e a estruturação dos conhecimentos adquiridos durante a vigília. O sono é, portanto, uma fase fisiológica essencial.

A duração ideal de uma noite de sono é aquela que lhe permite sentir-se "O resultado é uma noite de sono "revigorada", para que esteja em forma e seja eficiente na manhã seguinte. A maioria da população francesa necessita de 7 a 8 horas de sono (Baromètre Santé 2020, 12ª edição) [1].

Durante esta fase, o organismo aproveita a oportunidade para restaurar, renovar e reparar os tecidos e as funções necessárias durante a vigília. A falta de sono tem um impacto na qualidade do trabalho e, inversamente, as condições em que se realizam as actividades de vigília (atividade física, tensão, stress, etc.) afectam a qualidade do sono [5].

Um sono de qualidade significa adormecer rapidamente, dormir profundamente e acordar raramente e por pouco tempo durante a noite. A qualidade do sono pode ser afetada por factores como o stress, a ansiedade, as perturbações do sono e os hábitos de sono [1]. O tempo médio diário de sono no nosso estudo foi de 6,7 horas, com um mínimo de 5 horas e um máximo de 8 horas.

2. Trabalho por turnos e sono

O trabalho por turnos tem um impacto direto e importante no sono. Entre 60 e 70% dos trabalhadores noturnos queixam-se de problemas de sono. O seu sono é insuficiente, insatisfatório e pouco reparador. O trabalho noturno conduz, portanto, a uma diminuição da qualidade e da quantidade do sono [1,4,9,10]. O trabalho noturno obriga o indivíduo a trabalhar durante um período de desativação e para dormir durante a fase de ativação. A falta de exposição à luz do dia desregula os relógios internos e perturba os ritmos biológicos. O trabalho noturno pode ter um impacto mais ou menos grave na saúde dos trabalhadores, desde perturbações do sono até ao risco de cancro [11,12].

2.1.Distúrbios quantitativos do sono

Horários de trabalho irregulares ou períodos de trabalho prolongados perturbam o nosso ritmo circadiano e dificultam o adormecimento ou a manutenção do sono [9,10].

Vários estudos demonstraram que o trabalho noturno conduz a perturbações do sono e do estado de alerta. De facto, o sono dos trabalhadores do turno da noite era mais curto do que o normal e a sua duração era reduzida em 1 a 1,5 horas [4,13,14,15]. Este facto foi demonstrado no nosso estudo, onde o tempo médio de sono dos trabalhadores do turno da noite foi de 6 horas por dia, inferior ao dos trabalhadores do turno do dia (7,5 horas por dia), com uma relação estatística significativa (p= 0,000).

Qualquer tipo de trabalho por turnos pode levar à perda de sono, mas esta é particularmente acentuada em horários atípicos, incluindo os turnos noturnos, uma vez que os trabalhadores noturnos vão para a cama quando o seu ritmo diurno favorece a vigília [14,16].

Trabalhar à noite significa ir contra o ritmo de vida das outras pessoas: quando se chega a casa depois do trabalho, tenta-se desfrutar da família e dos amigos em vez de dormir para recuperar. Mesmo que seja apenas por alguns minutos, o tempo de sono é reduzido e pode transformar-se em débito de sono, com numerosas repercussões na saúde: stress, irritabilidade, problemas de concentração [10,17].

2.2.Perturbações da qualidade do sono

O trabalho por turnos é visto como alterando a quantidade e a qualidade do sono. Os empregadores afirmam que dormem menos e menos bem, acordam mais vezes durante a noite e dormem menos durante a noite, sendo mais difícil acordar [4]. No nosso estudo, 60% dos participantes referiram ter um sono não reparador, incluindo 71% dos trabalhadores noturnos e 46% dos trabalhadores diurnos (p=0,056).

Vários estudos utilizaram o Índice de Qualidade do Sono de Pittsbugh (PSQI) para avaliar a qualidade do sono. Este questionário abrange sete áreas: qualidade subjectiva do sono, latência do início do sono, duração habitual do sono, eficiência habitual do sono, perturbações do sono, utilização de comprimidos para dormir e disfunção diurna no último mês. Entre estes estudos, Dai C et al [18], na China, incluíram 865 enfermeiros divididos em 2 grupos: o primeiro grupo trabalhava à noite e o segundo grupo trabalhava de manhã. Os autores verificaram que a má qualidade do sono era mais frequente no pessoal noturno do que no pessoal diurno (84,2% vs 68,4%, p<0,001) [18]. Num estudo tunisino realizado no Hospital Mongi Slim, foram entrevistados 158 profissionais paramédicos (46,2% enfermeiros, 23,4% operários, 19% técnicos superiores e 11,4% auxiliares, parteiras e fisioterapeutas). As perturbações do sono foram detectadas em 40,5

AOS em 24% dos casos [19]. No nosso estudo, 50% dos profissionais de saúde tinham distúrbios do sono, incluindo 71% dos trabalhadores noturnos e 23% dos trabalhadores diurnos, com uma diferença estatística significativa (p=0,001). A insónia é uma experiência subjectiva que inclui dificuldade em adormecer, despertar frequente durante a noite ou acordar demasiado cedo sem conseguir voltar a dormir, ou um sono que não é recuperador [5]. Na população em geral, a prevalência da insónia varia de estudo para estudo e de país para país. Estudos realizados no Japão, nos Estados Unidos e na Europa Ocidental mostram taxas de insónia que variam entre 10% e 48%. A insónia foi o distúrbio do sono mais comum (44%) num estudo realizado na Tunísia [20]. Utilizando a Escala de Insónia de Bergen, um estudo norueguês que envolveu 2059 enfermeiros mostrou que os enfermeiros que trabalhavam à noite sofriam mais de insónia do que os enfermeiros que nunca tinham trabalhado à noite [14]. De facto, alguns estudos referem associações positivas entre o trabalho noturno anterior e a insónia crónica [21]. Num estudo sobre distúrbios do sono associados ao trabalho por turnos, Haile KK et al [22] encontraram uma prevalência de insónia de 25,6% entre 422 enfermeiros que trabalhavam no Hospital Federal de Adis Abeba (Etiópia). Noutro estudo realizado no Brasil, envolvendo pessoal de enfermagem de unidades de cuidados intensivos, foi descrita uma prevalência de insónia de 42% [23]. No nosso estudo, a insónia foi o distúrbio do sono mais relatado entre 47% dos trabalhadores noturnos e 8% dos trabalhadores diurnos. O tipo de insónia no pessoal de enfermagem raramente é especificado nos estudos [20].

A utilização de comprimidos para dormir é certamente um indicador importante da gravidade da insónia. O nosso estudo mostrou que os comprimidos para dormir foram tomados em 10% dos casos. Este resultado está próximo do descrito por El Machrou H [24] (5,7%) e Elbiaze M [25] (6%). Num estudo tunisino que incluiu 118 funcionários hospitalares que trabalham no Hospital Universitário Farhat Hached e no Hospital Universitário Sahloul em Sousse, uma proporção mais elevada de funcionários noturnos do que de funcionários diurnos tinha dificuldade em adormecer (46,3% contra 22,2%, p<0,01), com uma pior qualidade de sono em comparação com os seus colegas diurnos [26].

Um estudo marroquino com 69 enfermeiros que trabalham à noite mostrou que 54% tinham dificuldade em adormecer [15]. No nosso estudo, o tempo médio de adormecimento dos trabalhadores diurnos foi de menos 26,3 minutos do que o dos trabalhadores noturnos, que foi de 36,8 minutos (p=0,024). De facto, 41% dos trabalhadores noturnos (N=14) e 15% dos trabalhadores diurnos (N=4) tinham insónias ao adormecer. A investigação demonstrou que os trabalhadores noturnos têm frequentemente dificuldade em adormecer durante o dia, o que conduz à privação do sono e à fadiga crónica. Com o tempo, podem desenvolver perturbação do trabalho por turnos, uma condição caracterizada por insónias quando tentam dormir e fadiga excessiva quando estão a trabalhar [4].

2.3.Risco de síndrome de apneia do sono

Alguns estudos analisaram a prevalência da síndrome da apneia obstrutiva do sono em profissionais de saúde, mostrando que esta categoria de pessoal está mais exposta ao risco de AOS do que a população em geral [13].

O ressonar é o sinal mais relatado de AOS. Num estudo grego que incluiu 444 enfermeiros a trabalhar em hospitais de 2ª e 3ª linha, a prevalência do ressonar foi de 29,8% [27].

Um estudo francês com 773 participantes que trabalhavam num hospital universitário e que se voluntariaram para responder ao questionário de Berlim concluiu que a prevalência de indivíduos com elevado risco de AOS era de 22,4% entre o pessoal de enfermagem e de 21,4% (17-26%) entre os trabalhadores por turnos [13].

Um estudo com profissionais de saúde em Marrocos mostrou uma prevalência de 50% de SAOS em indivíduos classificados como de alto risco de SAOS pelo questionário de Berlim [28].

Na Alemanha, um estudo com enfermeiros que trabalham por turnos revelou uma prevalência de AOS de 43%, utilizando o questionário de Berlim e a polissonografia [29].

Paciorek et al. demonstraram que o índice de apneia-hipopneia durante a polissonografia era mais elevado nos trabalhadores por turnos do que nos controlos [30].

O tabagismo excessivo e a alteração dos hábitos alimentares durante o trabalho noturno favorecem o desenvolvimento da obesidade, que é o principal fator de risco para o aparecimento da AOS. Um estudo tunisino demonstrou que a síndrome metabólica foi diagnosticada em 51,2% dos trabalhadores por turnos e em 27,2% dos não trabalhadores por turnos, com uma diferença significativa (p<10-3) [31].

A relação potencial entre as perturbações do ritmo sono-vigília e o desenvolvimento da obesidade parece complexa, uma vez que a própria obesidade pode ser um fator agravante das perturbações do sono. Parece que a obesidade pode provocar uma alteração do sono profundo de ondas lentas. Além disso, o stress gerado pelos turnos noturnos nos hospitais e a carga de trabalho realizada por um pequeno número de pessoal de enfermagem têm um impacto direto na qualidade do sono, por um lado, e no consumo de alimentos, por outro, levando ao desenvolvimento da obesidade. Está a formar-se um círculo vicioso [4].

Ao obrigar os trabalhadores a dormir e a trabalhar a horas em que o seu corpo nem sempre está preparado para o fazer, o trabalho por turnos noturnos conduz também a perturbações cardiovasculares, perturbações nervosas depressivas e neuróticas frequentemente associadas ao consumo excessivo de álcool e tranquilizantes, que perturbam ainda mais o sono [19].

À luz destes estudos, é portanto interessante, por um lado, propor o rastreio da AOS nos trabalhadores de um estabelecimento de saúde e, por outro lado, utilizar o questionário de Berlim como instrumento de rastreio.

2.4. Sonolência diurna excessiva

O pessoal de cuidados é afetado por turnos noturnos temporários ou repetidos. As perturbações do sono podem também resultar em sonolência diurna excessiva. Esta sonolência pode ser secundária à privação de sono, ao sono fragmentado ou a uma verdadeira doença do sono [32].

Optámos pela escala de Epworth, que é reconhecidamente um questionário subjetivo, mas que seria fiável para diagnosticar toda a sonolência crónica. Tem ainda a vantagem de ser rápido, fácil de preencher e pouco dispendioso. Uma revisão da literatura mostra que a prevalência da SDE no pessoal de enfermagem difere de um estudo para outro, dependendo do ponto de corte da escala de Epworth utilizado para definir este sintoma. Num inquérito por questionário a 1102 enfermeiros na China [33], a prevalência de SDE diagnosticada no caso de uma pontuação de Epworth $\geq$ 14 foi de 16,1%. Os factores determinantes da SDE neste estudo foram a depressão, a ansiedade, a insónia e o trabalho por turnos [33]. No entanto, a prevalência de SDE num estudo tunisino foi de 41,6% no pessoal de enfermagem, com base na pontuação de Epworth ($\geq$10) [20].

Além disso, o stress relacionado com o trabalho, que aumenta durante o trabalho por turnos nos hospitais, também pode causar SDE. No nosso estudo, a sonolência diurna era mais comum entre os enfermeiros noturnos do que entre os enfermeiros diurnos (77% versus 38%, com uma relação estatística significativa p=0,003). A SDE era significativamente mais comum no pessoal cujo trabalho exigia atenção sustentada (90,6% versus 9,4% com p=0,03). Este fator foi implicado em 2 estudos marroquinos [24,25].

O consumo de estimulantes não parece ter impacto na frequência da SDE, de acordo com um estudo tunisino [20], enquanto El Machrouh H [24] concluiu que o consumo de café é um fator de proteção contra a SDE.

Num estudo multivariado, os autores mostraram que a curta duração do sono era um fator de risco para a SDE [34]. Por outro lado, a experiência de trabalho por turnos foi negativamente associada a problemas de sono num estudo norueguês [35].

2.5. Fadiga crónica e sono não reparador

O pessoal de enfermagem parece escolher o trabalho noturno por várias razões: mais tempo livre durante o dia, maior autonomia e responsabilidade no seu trabalho, um melhor ambiente de trabalho e um rendimento mais elevado [36]. No entanto, os enfermeiros que trabalham em turnos noturnos fixos dizem que têm de fazer mais trabalho físico porque têm de prestar cuidados que geralmente são dados aos auxiliares de enfermagem durante o dia. Os níveis mais baixos de pessoal noturno, o isolamento, a falta de comunicação com as equipas diurnas e a falta de reconhecimento pelo seu trabalho contribuem para a perceção das dificuldades do trabalho noturno ou dos sentimentos de isolamento no local de trabalho [37].

As perturbações do sono e a fadiga crónica são frequentemente referidas pelos trabalhadores noturnos. Os trabalhadores noturnos (especialmente as mulheres) dormem durante períodos mais curtos e o seu sono é de pior qualidade. Os compromissos familiares e as condições pouco propícias ao sono durante o dia reduzem a qualidade e a quantidade de sono dos trabalhadores noturnos, que acumulam uma falta de sono crónica ao longo do tempo. O aumento dos acidentes de trabalho e os acidentes de viação no trajeto de regresso ao trabalho são consequências desta falta de sono [17,37].

Os distúrbios do sono resultantes de uma má qualidade do sono podem ter consequências graves, tanto para o indivíduo como para o hospital, em termos de absentismo, falta de concentração, problemas de memória, irritabilidade, stress, redução da capacidade de decisão, atrasos e problemas com os colegas de trabalho [4].

3. Prevenção e recomendações

É inegável que o trabalho noturno é física e mentalmente exigente. Por conseguinte, é importante tomar medidas para minimizar o impacto negativo do trabalho noturno no sono do pessoal de cuidados, como a introdução de uma rotina de sono e a prática de técnicas de gestão do stress. É igualmente importante limitar-se a um ritmo de trabalho razoável e estabelecer horários regulares que não sejam demasiado intensos [12].

3.1. Higiene do sono

Os hábitos de sono são um elemento chave para um bom sono, e é por isso que recomendamos :

•**Dormir pelo menos 7 horas durante o dia: ter** uma boa noite de sono quando há luz no exterior pode ser um desafio. Para dormir o suficiente todos os dias, é aconselhável fazer sestas sempre que sentir necessidade.

•**Adaptação da exposição à luz:** o relógio biológico é regulado pela exposição à luz. Quando regressa do trabalho noturno, deve limitar ao máximo a sua exposição à luz, filtrando as fontes externas de luz (cortinas duplas, máscara de dormir, limitar a exposição aos ecrãs a pelo menos 1 hora antes de se deitar, etc.). Por outro lado, antes de ir trabalhar, deve experimentar a terapia da luz, sobretudo no inverno, quando escurece mais cedo, para equilibrar o mais possível o seu relógio biológico.

•**Testar suplementos alimentares à base de melatonina** certos suplementos alimentares à base de melatonina, de extrato de erva-cidreira, de papoila da Califórnia e de pó de rosa pálida são benéficos para favorecer o relaxamento após uma noite de trabalho.

•**Criar um ambiente ideal para dormir:** o ruído também pode perturbar o sono e aumentar o tempo necessário para adormecer. Uma má insonorização, o ambiente familiar, as notificações e as chamadas telefónicas podem ter um impacto importante na qualidade do sono. Podem também ser utilizados tampões para os ouvidos para bloquear o ruído exterior.

•**Um estilo de vida saudável significa** limitar as actividades estimulantes, evitar a cafeína, o álcool e a nicotina antes de deitar e evitar os medicamentos hipnóticos para ajudar a dormir.

•**Em caso de sonolência,** é essencial reconhecer os sinais de sonolência ao volante ou no trabalho e não hesitar em parar e dormir durante 15-20 minutos. Em caso de sonolência diurna excessiva e na ausência de privação de sono, deve ser investigada uma perturbação do sono, consultando um especialista.

3.2.Prevenção

O trabalho por turnos e noturno deve ser abrangido pelo Código do Trabalho. A direção deve ser aconselhada e apoiada por um certo número de medidas preventivas [12,36].

•Medidas preventivas relativas à organização do trabalho

-Estabelecimento de horários regulares e organização do tempo de intercâmbio entre equipas

-Organizar o sistema de horários de modo a que este interfira o menos possível na vida dos trabalhadores.

-Dar prioridade aos trabalhadores que estão dispostos e são capazes de assegurar a continuidade da atividade.

-Prever períodos de pausa, adaptando os locais de trabalho.

•Medidas preventivas para os trabalhadores

-Os trabalhadores noturnos são sujeitos a um acompanhamento individual adequado por um profissional de saúde no trabalho durante uma visita de informação e prevenção a intervalos não superiores a 3 meses.

Os trabalhadores são aconselhados a ter uma dieta equilibrada, a praticar actividades desportivas, a ter uma boa noite de sono e a habituar-se a fazer micro-sestas.

CONCLUSÕES

O sono é um período de repouso que dura 6 a 8 horas por dia, de preferência durante a noite, e que permite a recuperação física e psicológica e a estruturação dos conhecimentos adquiridos durante a vigília. No entanto, certas condições de trabalho podem perturbar este processo fisiológico. Esta perturbação afecta o sono e o estado de alerta, aumentando o risco de acidentes, e pode também levar à desatenção no local de trabalho, aumentando o número de erros profissionais. Os profissionais de saúde são os mais expostos a este tipo de trabalho. O objetivo deste estudo foi investigar a frequência de perturbações do sono em profissionais de saúde que trabalham por turnos: 38 mulheres (63%) e 22 homens (37%). Estes participantes foram divididos em dois grupos: 57% trabalhadores noturnos (N=34) e 43% trabalhadores diurnos (N=26). O tempo médio de sono dos trabalhadores noturnos foi de 6 horas por dia, inferior ao dos trabalhadores diurnos (7,5 horas por dia), com uma relação estatística significativa (p=0,000). No entanto, o tempo médio de adormecimento dos trabalhadores diurnos foi de menos 26,3 minutos do que o dos trabalhadores noturnos, que foi de 36,8 minutos, com uma relação estatística significativa (p=0,02). De facto, 41% dos trabalhadores noturnos (N=14) e 15% dos trabalhadores diurnos (N=4) apresentavam insónias ao adormecer.Sessenta por cento (60%) dos participantes no estudo afirmaram que o seu sono não era recuperador. De acordo com os participantes, 50% (N=30) sofrem de perturbações do sono. De facto, 71% dos trabalhadores noturnos e 23% dos trabalhadores diurnos referiram ter perturbações do sono, com uma diferença estatística significativa (p=0,001). Os distúrbios do sono relatados pelos trabalhadores noturnos foram insónia (47%), hipersónia (12%) ou sono agitado (12%), enquanto os relatados pelos trabalhadores diurnos foram sono agitado (15%) e insónia (8%). 25% (25%) dos nossos participantes (N=15) estavam em risco de síndrome de apneia do sono de acordo com a pontuação de Berlim. Os trabalhadores noturnos apresentavam maior risco de AOS do que os trabalhadores diurnos, com prevalências de 29% e 19% respetivamente, sem relação estatística significativa (p=0,367).O estudo da sonolência diurna com base na pontuação de Epworth mostrou que 38% dos trabalhadores diurnos e 77% dos trabalhadores noturnos sofriam de sonolência diurna, com uma relação estatística significativa (p=0.003).De acordo com a escala de fadiga de Pichot, não se verificou fadiga excessiva nos trabalhadores diurnos, enquanto 35% dos trabalhadores noturnos (N=12) apresentavam fadiga excessiva, com uma relação estatística significativa (p=0,001). Em conclusão, a vida ativa e o sono estão intimamente ligados. Com base nos resultados deste estudo, é importante manter uma boa qualidade de sono para ter um bom desempenho no trabalho. Para minimizar o impacto dos turnos noturnos no hospital sobre o sono, é necessário adotar hábitos de sono saudáveis, tais como: horários de trabalho regulares, um ritual de deitar, não praticar qualquer atividade física duas horas antes de se deitar, investir em roupa de cama de qualidade e no isolamento acústico e luminoso do quarto. Obviamente, deve evitar todos os ecrãs na cama e evitar tomar estimulantes pelo menos 5 horas antes de se deitar, o que melhorará a qualidade do sono e minimizará os efeitos nocivos para a saúde. Além disso, é essencial melhorar as condições de trabalho noturno nos hospitais, insistindo na importância das condições de repouso, não esquecendo o acompanhamento médico regular dos trabalhadores em turnos noturnos pela medicina do trabalho e o rastreio das perturbações do sono e da SDE nos idosos. pessoal de cuidados, com especial atenção para o risco de acidentes no local de trabalho.

REFERÊNCIAS

1. Chennaoui M, Léger D. Sleep and the consequences of sleep deprivation: definitions and generalities. Def Natl. maio de 2022;(1):13-21.

2. Ohayon MM. Prevalência e comorbidade dos distúrbios do sono na população geral. Rev Prat. 2007 Sep;57(14):1521-8.

3. Rohmer O, Bonnefond A, Muzet A, Tassi P. Study of the sleep/wake rhythm, general motor activity and eating behaviour of obese shift workers: the example of nurses. Trav Hum. maio de 2004;67(4):359- 76.

4. Vallery G, Hervet C. Impact de diverses modalités organisationnelles du travail shift sur le sommeil, les comportements alimentaires, la vie sociale et familiale : le cas du personnel soignant en milieu hospitalier français. Perspectivas Interdisciplinares sobre Trabalho e Saúde. [Em linha]. Fev. 2005 [Acedido em 28 Out. 2023]. Disponível em URL: https://journals.openedition. org/pistes/1055?lang=en

5. Sateia MJ. Classificação internacional dos distúrbios do sono - terceira edição: destaques e modificações. Chest. 2014 Nov;146(5):1387-94.

6. Johns MW. Um novo método para medir a sonolência diurna: a escala de sonolência de epworth. Sleep. 1991 Dec;14(6):540-5.

7. Centro do Sommeil. Escala de fadiga de Pichot [Online]. Dez 2019 [Acedido em 28 Out 2023]; [1 página]. Disponível e m URL: https://centre- sommeil-respire.fr/wp-content/uploads/2019/12/Echelle-de-fatigue-de- Pichot.pdf

8. Minh HT, Bich HN X. Papel do questionário de Berlim no rastreio da síndrome da apneia obstrutiva do sono. J Fran Viet Pneu. 2012 Oct;3(9):26-31.

9. Hicklin D, Schwander J. Shift work and sleep (Trabalho por turnos e sono). Praxis. 2019 Jan;108(2):119- 24.

10. Boucetta N, Alaoui ME, Laafou M, Rouahi N. O impacto do trabalho por turnos na saúde e no bem-estar dos profissionais de saúde do centro de saúde hospitalar provincial de Tétouan em 2021. Revue des Sciences Infirmières et Techniques de Santé. Fev 2022;1(1):36-43.

11. Cousin S. Trabalho noturno: um preço elevado a pagar pela saúde. [Online]. junho de 2019 [Acedido em 28 out 2023]. Disponível em URL: http://www.remede. org/documents/night-work-a-high-price-to-pay-for-health.html

12. s. n. Teses sobre o trabalho noturno. 1989 [citado 31 Out 2023]; Disponível em: https://www.e-periodica.ch/digbib/view?pid=rss-001:1989:81::273

13. Cadelis G, Fayad Y Monteagudo OE. Prevalência de sintomas e risco da síndrome da apneia obstrutiva do sono avaliada pelo questionário de Berlim entre profissionais de uma unidade de saúde. Rev Epidemiol Sante Publique. 2016 Dec;64(6):405-14.

14. Øyane NF, Pallesen S, Moen BE, Akerstedt T, Bjorvatn B. Associations between night work and anxiety, depression, insomnia, sleepiness and fatigue in a sample of Norwegian nurses. PLoS One. Jul 2013;8(8):e70228.

15. Lghabi M, Allouche W, Benali B, El Kholti A. Impacto do trabalho noturno na saúde dos enfermeiros. Arch Mal Prof. maio de 2018;79(3):419.

16. Montplaisir J, Infante Rivard C. Troubles du sommeil et de la vigilance chez les travailleurs hospitaliers ayant une expérience passée : horaires alternants jour/soir/nuit [Em linha]. junho de 1988 [Acedido em 28 Out 2023]. Disponível no endereço URL: https://www.irsst.qc.ca/recherche-sst/projets/projet/i/303/n/troubles- du-sommeil-et-de-la-vigilance- chez-les-travailleurs-hospitaliers- ayant-une-ence-passee-horaires-alternants-jour-soir-nuit-0084-0010

17. Cheyrouze M, Barthe B. Trabalho noturno em 12 horas: um "cenário de trabalho" desenvolvido por enfermeiros de uma unidade de cuidados intensivos. Actividades. [Online]. Abr 2018 [Acedido em 28 Out 2023];15(1). Disponível em URL: https://journals.openedition.org/activites/3073?lang=en

18. Dai C, Qiu H, Huang Q, Hu P, Hong X, Tu J, et al. The effect of night shift on sleep quality and depressive symptoms among chinese nurses. Neuropsychiatr Dis Treat. 2019 Feb;15:435-40.

19. Brahim D, Snene H, Rafrafi R, Salah NB, Blibech H, Mehiri N, et al.

Distúrbios do sono e problemas psico-afectivos no pessoal paramédico que trabalha num horário atípico. Rev Mal Respir. 2021 Feb;38(2):147-56.

20. Fahem N. Prevalência de distúrbios do sono na equipe de enfermagem [dissertação: medicina]. Túnis: Universidade de Túnis El Manar; 2019.

21. Ingre M, Akerstedt T. Effect of accumulated night work during the working lifetime, on subjective health and sleep in monozygotic twins. J Sleep Res. 2004 Mar;13(1):45-8.

22. Haile KK, Asnakew S, Waja T, Kerbih HB. Distúrbios do sono no trabalho por turnos e factores associados entre enfermeiros de hospitais do governo federal na Etiópia: um estudo transversal. BMJ Open. 2019 Aug;9(8):e029802.

23. Guerra PC, Oliveira NF, Terreri MT, Len CA. Sono, qualidade de vida e humor de profissionais de enfermagem de unidades de terapia intensiva pediátrica. Rev Esc Enferm USP. 2016 Abr;50(2):279-85.

24. El Machrouh H. A prevalência de distúrbios do sono entre o pessoal de enfermagem do CHR de Tetuão. Universidade Sidi Mohamed Ben Abdellah, Faculdade de Medicina e Farmácia; 2017.

25. Elbiaze M, El Otmani FZ, Benjelloun M, Labyad S, Serraj M, Bouchra A, et al. A prevalência de sonolência diurna excessiva e a sua relação com o trabalho por turnos no pessoal de enfermagem do Hospital Universitário Hassan II em Fez. Medicina do Sono. Mar 2017;14(1):45.

26. Debbabi F, Chatti S, Magroun I, Maalel O, Mahjoub H, Mrizak N. Trabalho noturno: as suas repercussões na saúde do pessoal hospitalar. Arch Mal Prof. Out 2004;65(6):489-92.

27. Alexandropoulou A, Vavougios GD, Hatzoglou C, Gourgoulianis KI, Zarogiannis SG. Risk assessment for self reported obstructive sleep apnea and Excessive daytime sleepiness in a Greek nursing staff population. Medicina. 2019 Aug;55(8):468.

28. Laraqui O, Laraqui S, Manar N, Caubet A, Verger C, Laraqui CH. Rastreio e sintomas da síndrome da apneia-hipopneia obstrutiva do sono numa população de profissionais de saúde em Marrocos. Arch Mal Prof. Abr 2013;74(2):178-85.

29. Geiger Brown J, Rogers VE, Han K, Trinkoff A, Bausell RB, Scharf SM. Rastreio ocupacional de perturbações do sono em enfermeiros de turnos de 12 horas utilizando o questionário de Berlim. Sleep Breath. 2013 Mar;17(1):381-8.

30. Paciorek M, Korczyński P, Bielicki P, Byśkiniewicz K, Zieliński J, Chazan R. Apneia obstrutiva do sono em trabalhadores por turnos. Sleep Med. 2011 Mar;12(3):274- 7.

31. Kacem I, Maoua M, Hasni Y, Kalboussi H, Hafsia M, Souguir S, et al. Avaliação do risco de síndrome metabólica entre os trabalhadores por turnos na Tunísia. East Mediterr Health J. 2019 Nov;25(10):677-85.

32. Hausser Hauw C. Distúrbios do sono: sonolência diurna excessiva e insónia. EMC - AKOS (Traité de médecine) 2008;3(1):1-9 [Artigo 1-0730].

33. Chen L, Luo C, Liu S, Chen W, Liu Y, Li Y, et al. Sonolência diurna excessiva em enfermeiros de hospitais gerais: prevalência, correlações e sua associação com eventos adversos. Sleep Breath. 2019 Mar;23(1):209-16.

34. Chaiard J, Deeluea J, Suksatit B, Songkham W, Inta N. Short sleep duration among Thai nurses: influences on fatigue, daytime sleepiness, and occupational errors. J Occup Health. 2018 Sep;60(5):348-55.

35. Bjorvatn B, Dale S, Hogstad Erikstein R, Fiske E, Pallesen S, Waage S. Self-reported sleep and health among Norwegian hospital nurses in intensive care units. Nurs Crit Care. 2012 Jul;17(4):180-8.

36. Chaouch N, Mechergui N, Aissi W, Essid D, Khemila T, Ladhari N. Effects of alternate shift work on quality of life and alertness in Tunisia (Efeitos do trabalho por turnos alternados na qualidade de vida e no estado de alerta na Tunísia). Sante Publique. Nov 2020;31(5):623-31.

37. Neves D. Trabalho noturno e saúde dos enfermeiros [dissertação: psicologia]. Lausanne: Universidade de Lausanne; 2014.

APÊNDICE

Questionário sobre a memória do sono Impacto do trabalho por turnos no sono

I/Características da população

-Idade

-Género

-Profissão

-HábitosÁlcool sim/não Tabaco sim/não Consumo de café n.º de chávenas por dia Consumo de comprimidos para dormir sim/não
-Antecedentes médicos Tensão arterial elevada (equilibrada ou não) Diabetes Dislipidemia

Doenças cardiovasculares Obesidade (IMC peso/altura ao quadrado)
AOS em caso afirmativo (há quanto tempo, tipo de tratamento)

II trabalho por turnos

-Trabalhador noturno/diurno

-Tempo de serviço

-Horário de trabalho

-Tempo de serviço

-Escolha pessoal do horário de trabalho sim/não

II/Estudo do sono

-Tempo total de sono por dia em horas

-Tempo necessário para adormecer em minutos

- Dorme a sesta (sim ou não) se sim duração em minutos

- dorme bem? sim ou não

-Tem problemas de sono? insónia/hipersónia/incapacidade de adormecer/sono agitado

-Escala de Sonolência de Epworth

Para o ajudar a avaliar se poderá sentir-se sonolento durante o dia, eis algumas situações relativamente comuns em que lhe pedimos que avalie o risco de adormecer. Se não esteve recentemente numa destas situações, tente imaginar como isso o pode afetar.

Para responder, utilize a seguinte escala, assinalando com um círculo o número mais adequado a cada situação: 0 = nenhuma hipótese de adormecer ou adormecer

1 = baixa probabilidade de adormecer

2 = probabilidade média de adormecer

3 = elevada probabilidade de adormecer Possibilidade de adormecer :
1/Leitura do quadro 0 1 2 3

2/Ver televisão 0 1 2 3

3/Sentado, inativo num local público (cinema, teatro, reunião) 0 1 2 3
4/Passageiro num automóvel (ou transporte público) a conduzir sem parar durante uma hora 0 1 2 3

5/Extensivo à tarde quando as circunstâncias o permitem 0 1 2 3

6/Sentado a falar com alguém 0 1 2 3

7/Calmoçar depois de um almoço sem álcool 0 1 2 3

8/ Num carro que esteve parado durante alguns minutos 0 1 2 3

Pontuação TOTAL=

-Escala de Fadiga de Pichot

De entre as oito proposições seguintes, determine a que melhor corresponde à sua situação, atribuindo-lhe uma pontuação de 0 a 4: (0 = De modo nenhum; 1= Um pouco; 2 = Moderadamente; 3= Muito; 4 = Extremamente)

1/Falta de energia. 0 1 2 3 4

2/Tudo exige esforço 0 1 2 3 4

3/Sinto-me fraco em certas partes do meu corpo 0 1 2 3 4

4-Tenho braços ou pernas pesados...........................0 1 2 3 4

5/Sinto-me cansado sem razão aparente...................0 1 2 3 4

6Quero deitar-me e descansar............................... 0 1 2 3 4

7-Tenho dificuldade em concentrar-me....................0 1 2 3 4

8/Sinto-me cansado, pesado e rígido...................... 0 1 2 3 4

A sua pontuação : Um total > 22 é a favor da fadiga excessiva

-Risco de AOS (pontuação de Berlim)

O questionário de Berlim é utilizado para despistar a síndrome da apneia do sono. Este questionário não pode ser utilizado para efetuar um diagnóstico, mas pode ser utilizado para classificar o risco e avaliar a necessidade de polissonografia.

Categoria 1: Ressonar

1) Ressona? sim / não / não sabe

Se não ressona, passe à pergunta 5.

2) Está a ressonar?

Um pouco mais alto do que a tua respiração. Tão alto como a sua voz quando fala. Mais alto do que a sua voz quando fala.
Muito barulhento, ouve-se nos quartos vizinhos.

3) Com que frequência ressona? Quase todas as noites.

3 a 4 noites por semana.

1 a 2 noites por semana.

1 ou 2 noites por mês.

4) O seu ressonar já incomodou mais alguém? sim/não

5) Já alguma vez reparou que deixa de respirar enquanto dorme?

Quase todas as noites. 3 a 4 noites por semana.

1 a 2 noites por semana.

1 ou 2 noites por mês.

Nunca ou quase nunca à noite.

Categoria 2: Sonolência

6) Com que frequência se sente cansado ou esgotado depois de uma noite de sono?

Quase todas as manhãs. 3 a 4 manhãs por semana.

1 ou 2 manhãs por semana. Nunca ou quase nunca.

7) Sente-se cansado, fatigado ou indisposto quando está acordado?

Quase todos os dias. 3 a 4 dias por semana.

1 ou 2 dias por semana.

1 ou 2 dias por mês. Nunca ou quase nunca.

8) Alguma vez adormeceu ou adormeceu ao volante do seu veículo? sim/não

9) Se sim, com que frequência é que isso lhe acontece? Quase todos os dias.

3 a 4 dias por semana.

1 ou 2 dias por semana.

1 ou 2 dias por mês. Nunca ou quase nunca.

Categoria 3: Factores de risco

10) Sofre de tensão arterial elevada? sim / não / não sabe

11) I.M.C. ≥ 30 ? sim / não

Interpretação :

As categorias 1 e 2 são positivas a partir de uma pontuação de 2 (resposta a vermelho), a categoria 3 a partir de uma pontuação de 1.

Duas categorias positivas definem um risco elevado de SAS.

-Tem problemas de memória e de concentração no trabalho? sim / não

-Adaptou a sua higiene do sono? sim/não

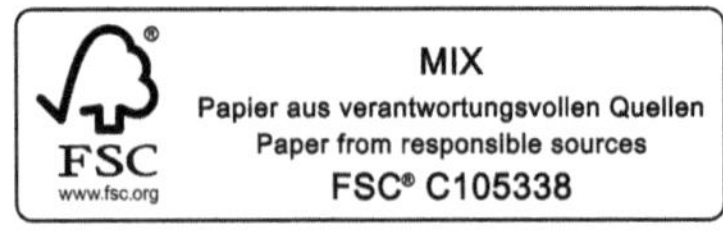

Printed by Books on Demand GmbH, Norderstedt / Germany